BEI GRIN MACHT SICH IHR WISSEN BEZAHLT

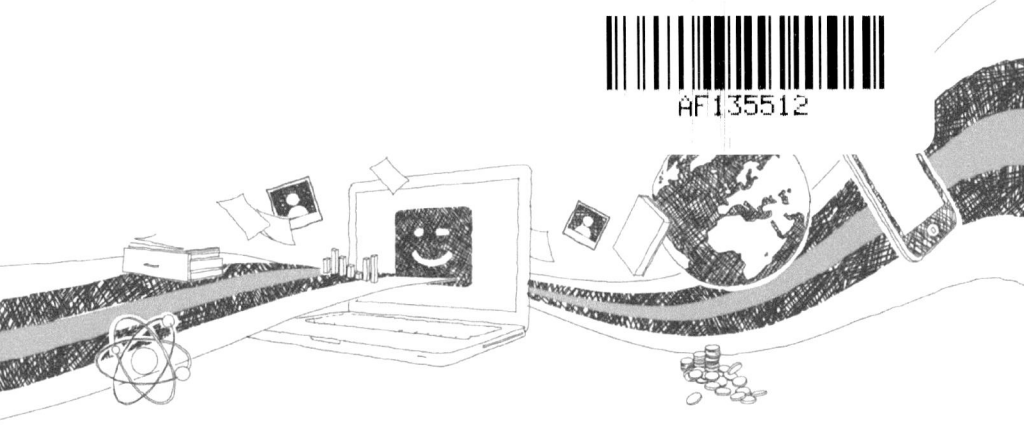

- Wir veröffentlichen Ihre Hausarbeit,
  Bachelor- und Masterarbeit

- Ihr eigenes eBook und Buch -
  weltweit in allen wichtigen Shops

- Verdienen Sie an jedem Verkauf

Jetzt bei www.GRIN.com hochladen
und kostenlos publizieren

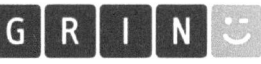

Christina Hoffmann

Feindseligkeit unter Pflegenden. Auswirkungen auf das Lernverhalten und Möglichkeiten der Einflussnahme durch die Praxisanleitung

GRIN Verlag

Bibliografische Information der Deutschen Nationalbibliothek:

Die Deutsche Bibliothek verzeichnet diese Publikation in der Deutschen National-
bibliografie; detaillierte bibliografische Daten sind im Internet über http://dnb.d-
nb.de/ abrufbar.

Impressum:

Copyright © 2014 GRIN Verlag GmbH
Druck und Bindung: Books on Demand GmbH, Norderstedt Germany
ISBN: 978-3-656-92575-0

Dieses Buch bei GRIN:

http://www.grin.com/de/e-book/294794/feindseligkeit-unter-pflegenden-auswir-
kungen-auf-das-lernverhalten-und

GRIN - Your knowledge has value

Der GRIN Verlag publiziert seit 1998 wissenschaftliche Arbeiten von Studenten, Hochschullehrern und anderen Akademikern als eBook und gedrucktes Buch. Die Verlagswebsite www.grin.com ist die ideale Plattform zur Veröffentlichung von Hausarbeiten, Abschlussarbeiten, wissenschaftlichen Aufsätzen, Dissertationen und Fachbüchern.

Besuchen Sie uns im Internet:

http://www.grin.com/

http://www.facebook.com/grincom

http://www.twitter.com/grin_com

Weiterbildung Praxisanleiter

Abschlussarbeit

Feindseligkeit unter Pflegenden

Auswirkungen auf das Lernverhalten und
Möglichkeiten der Einflussnahme durch die Praxisanleitung

von
Christina Hoffmann

Abgabedatum: 1.12.2014

Inhaltsverzeichnis

In der vorliegenden Abschlussarbeit im Rahmen der Weiterbildung zum Praxisanleiter geht es um das Thema „Feindseligkeiten unter Pflegenden". Es soll konkret darauf eingegangen werden, was feindseliges Verhalten unter Pflegenden ist, welche Ursachen und Folgen es haben kann und welche Gegenmaßnahmen möglich sind. Der Schwerpunkt soll darauf liegen, wie sich Feindseligkeiten auf Lernende auswirken und welche Gegenmaßnahmen durch die Praxisanleiter möglich sind. Unter Lernenden werden hier in erster Linie Auszubildende der Krankenpflege und Teilnehmer der Fachweiterbildung Psychiatrie genannt, weil der Praxisanleiter für diese ganz speziell zuständig ist. Natürlich kann dieses Thema besonders Berufsanfänger, aber auch alle anderen Kollegen betreffen, deswegen sollten vor allem Führungskräfte damit vertraut sein und wissen, wie man Feindseligkeiten begegnen kann.

1. Formen der Feindseligkeit

In der Literatur gibt es verschiedene Bezeichnungen für aggressives Verhalten unter Beschäftigten im Gesundheitswesen, z.B. verbaler Übergriff, Schikane, horizontale und laterale Gewalt. Diese Begriffe beziehen sich dann auf verschiedene pflegerelevante Beziehungen, etwa der zwischen Pflegekraft und Arzt, Pflegekraft und Patient oder Pflegekraft und Pflegekraft (vgl. Bartholomew, 2009, S. 21).

Folgende Merkmale sind bei allen Definitionen vorhanden

•   das Verhalten dauert über längere Zeit an,

•   das Opfer wird durch Handlungen oder verbale Angriffe erniedrigt und abgewertet, dadurch verringern sich Selbstvertrauen und Selbstachtung,

•   das Opfer erlebt negative Folgen, bis hin zur Gefährdung der psychischen und physischen Gesundheit.

1.1 Definition horizontale Feindseligkeit

Die Begriffe horizontale Gewalt und horizontale Feindseligkeit beziehen sich auf aggressives Verhalten unter Beschäftigten auf gleicher Befugnisebene, z.B. Pflegende untereinander (vgl. Bartholomew, 2009, S.22). Farrell (in Bartholomew, 2009, S.22) definiert horizontale Feindseligkeit als ein „andauerndes Verhaltensmuster, das einen Kollegen (oder eine Gruppe davon) kontrollieren, herabwürdigen oder abwerten soll und eine Gefahr für die Gesundheit und/oder Sicherheit darstellt."

Farrell (vgl. in Bartholomew, 2009) beschreibt, dass sich horizontale Feindseligkeit physisch oder verbal äußern, wobei in der Pflege eher die verbale Form vorkommt. Jede Art von schlechter Behandlung, ob in Worte gefasst oder nicht, durch die sich jemand persönlich oder fachlich angegriffen, abgewertet oder erniedrigt fühlt, gehört dazu.

Wichtig ist auch, dass es bei einem solchen Verhalten darauf ankommt, wie es beim

Adressaten ankommt, nicht wie es gemeint ist (vgl. Quine in Bartholomew, 2009, S. 22).

Man kann zwischen offener und verdeckter Feindseligkeit unterscheiden.

„Als offen feindselig gelten:
Beschimpfung, Stichelei, Nörgelei, hinterhältiges Verhalten, Krittelei,
Einschüchterung, Tratsch, Anschreien, Beschuldigung, Demütigung,
Augenbrauen hochziehen usw.
Als verdeckt feindselig gelten:
Vergeben unfairer Aufträge, Sarkasmus, abgewendet mit den Augen rollen,
ignorieren, hinter dem Rücken des anderen das Gesicht verziehen,
Verweigerung von Hilfe, seufzen, jammern, verweigern der   Zusammenarbeit,
Sabotage, Isolation, Ausgrenzung, Lügen verbreiten usw." (Bartholomew, 2009, S. 23).

Bartholomew (vgl. 2009, S. 24) beschreibt, dass sich die Täter in vielen Fällen nicht bewusst waren, welche Auswirkungen ihr Verhalten hat. Viele hielten für berechtigt, es diene dazu, einen hohen Pflegestandard aufrecht zu erhalten. Erst durch Aufklärung und Konfrontation wurden die schädlichen Folgen bewusst und das Verhaltensmuster wurde verändert.

Die Feindseligkeit unter Pflegenden ist nicht auf das weibliche Personal beschränkt, es lässt sich auch unter männlichen Beschäftigten finden.

1.2 Folgen horizontaler Feindseligkeit

Von allen Formen der Feindseligkeit stellt die Aggression zwischen Pflegekräften die schlimmste Form da. Diese Konflikte innerhalb des Personals lenken die Aufmerksamkeit von der Patientenversorgung ab, kosten viel Energie und verhindern, dass die Pflegekräfte gemeinsame Anstrengungen unternehmen um sich die Ressourcen zu verschaffen, die sie brauchen, um ihre Arbeit zu tun (vgl. Bartholomew, S. 27-28).

Die Folgen horizontaler Feindseligkeit ist auf mehreren Ebenen spürbar. Es betrifft direkt die Personen, die dieser Feindseligkeit ausgesetzt sind. Außerdem sind die Auswirkungen für die Institution spürbar, haben Einfluss auf die Patientenversorgung und machen sich wirtschaftlich bemerkbar.

1.2.1 für den Betroffenen

„Im Rahmen der Konferenz über horizontale Gewalt, die im Oktober 2005 stattfand, berichtete Gerald Farrell (in Bartholomew, 2009, S. 29,30) über einige Auswirkungen verbaler Übergriffe:
Emotional:
• Ärger, Reizbarkeit
• niedriges Selbstwertgefühl, Selbstzweifel
• Motivationsmangel und Versagensängste, bedingt durch die Unfähigkeit,
persönlichen Erwartungen nachzukommen.
Sozial:
• angespannte Beziehungen zu Partnern und Freunden (ein Drittel bis die Hälfte der Beziehungen zu Partnern und Familienmitgliedern werden sogar dann schlechter, wenn jemand lediglich Zeuge von Schikane wird)

• geringe interpersonale Unterstützung bzw. Mangel an emotionaler Unterstützung.
Psychisch:
• Depression
• posttraumatische Belastungsstörung – 50% der Betroffenen leiden auch fünf Jahre nach dem Vorgefallenen noch darunter
• Burn-out – Depersonalisation und Kontrollverlust
• Drogenmissbrauch
• Exzessive Nahrungszufuhr.
Körperlich:
• gestörte Immunantwort oder herabgesetzte Widerstandsfähigkeit gegen Infektionen
• Herzrhythmusstörungen (erhöhtes Infarktrisiko aufgrund ständig erhöhter Katecholamine)".

„Horizontale Feindseligkeit zerstört die Vitalität des Pflegepersonals und unterminiert Versuche der Institution, die Arbeitszufriedenheit in der Pflege zu verbessern" (Thomas, 2003 in Bartholomew, 2009, S. 26).

„Probanden, die sich schikaniert fühlten, zeigten eine geringere Arbeitszufriedenheit, hatten mehr Stress am Arbeitsplatz, litten öfter unter Depressionen und Angst und dachten häufiger daran, ihren Job aufzugeben (Bartholomew, 2009, S. 26).

Da die Folgen für Mitarbeiter, die horizontaler Gewalt ausgesetzt sind teilweise gravierend sind, ist es wichtig konsequent dagegen vorzugehen. Wie dies gelingen kann wird weiter unten noch ausführlich behandelt.

1.2.2 für die Institution
Auch auf die Institution hat feindseliges Verhalten Einfluss.

Eine vergiftete Arbeitsatmosphäre ruft Minderwertigkeitsgefühle, Ärger, Ohnmacht und Frustration hervor, dies beeinträchtigt die Zusammenarbeit. Die daraus resultierenden interpersonellen Konflikte beeinträchtigen die Teamarbeit, die Sicherheit der Patienten und die Qualität der Versorgung. Körperliche Erkrankungen als Folge der horizontalen Feindseligkeit bewirken einen Verlust der produktiven Arbeitszeit, z.B. durch vermehrte Fehlzeiten (vgl. Bartholomew, 2009, S. 31).

Eine erhöhte Personalfluktuation hat wirtschaftliche Folgen auf die Einrichtung, unbesetzte Stellen müssen durch Überstunden kompensiert werden, die Einarbeitung neuer Mitarbeiter kostet Ressourcen. Auch eine geringere Produktivität und vermehrtes Auftreten von Fehlern hat wirtschaftliche Folgen, obwohl diese meist schwer zu beziffern sind. Während ihrer Ausbildung haben die Auszubildenden die Möglichkeit verschiedene Teams in verschiedenen Einrichtungen kennen zu lernen. Finden sie eine freundliche Arbeitsatmosphäre vor, steigt die Wahrscheinlichkeit, dass sie sich auch nach dem Examen für diesen Arbeitgeber entscheiden. Dies kann in Zeiten des Pflegenotstandes ein echter Wettbewerbsvorteil sein (vgl. Bartholomew, 2009, S. 32, 33).

Auf die Folgen feindseligen Verhaltens, die sich speziell auf das Lernen beziehen, wird

3

weiter unten noch näher eingegangen.

1.3 Verbreitung horizontaler Feinseligkeit

„International sieht die Situation so aus, dass jede dritte Pflegekraft plant, ihre Stelle wegen horizontaler Feindseligkeit aufzugeben (McMillan, 1995 in Bartholomew, 2009, S. 26). Anhand dieser Zahlen sieht man, dass dies ein weit verbreitetes Phänomen ist und gerade in Zeiten des Pflegenotstandes ernst zu nehmende Konsequenzen haben kann. Um zu verhindern, dass Opfer horizontaler Feindseligkeit ihre Arbeit aufgeben ist es wichtig dagegen vorzugehen.

1.4 Entstehung / Ursachen

1.4.1 Die Unterdrückungstheorie

Der Begriff horizontale Gewalt wurde in den 1970er Jahren zur Erklärung von Konflikten innerhalb von kolonisierten afrikanischen Völkern geprägt. Ungleiche Machtverhältnisse führen zur Bildung einer dominanten und einer untergeordneten Gruppe. Existieren zwei Gruppierungen, von denen eine mehr Macht besitzt als die andere, kommt es zum Phänomen der Unterdrückung, wenn die Werte der untergeordneten Gruppe verdrängt werden. Die untergeordnete Gruppe fühlt sich minderwertig, weil sie gezwungen ist ihre eigenen Werte aufzugeben. Wenn die Mitglieder der unterdrückten Gruppierung die Missachtung ihrer selbst untereinander aus agieren, nehmen die internen Konflikte zu (vgl. Bartholomew, 2009, S. 38).

Bartholomew (2009, S. 38) beschreibt: „Da die Pflege in einer patriarchischen Gesellschaft entstand und vorwiegend von Frauen ausgeübt wurde, war sie von Anfang an dazu bestimmt, eine untergeordnete Position einzunehmen".

Auch

> „Namhafte Pflegetheoretiker sind der Auffassung, bei der Pflege handle es sich um eine unterdrückte Disziplin (Roberts, 1983; David, 2000; Torres, 1981), und der Ursprung dieser Unterdrückung sei auf geschlechtsspezifische Aspekte zurückzuführen (Kanter, 1979; Farrell, 1997; Reverbby, 1987; Gordon, 2005). Somit basiert die Unterdrückung der Pflege „auf der Unterdrückung des weiblichen Geschlechts und der Dominanz der Medizin" (Dargon. 1999), was nichts anderes heißt, als dass Ärzte das Pflegepersonal häufig als „Untergebene" betrachten" (Bartholomew, 2009, S. 39).

„Nach Roberts weist die Pflege viele Merkmale einer unterdrückten Gruppierung auf: geringes Selbstwertgefühl bis hin zur Selbstverachtung sowie das Gefühl der Machtlosigkeit" (Bartholomew, 2009, S. 38).

Außerdem wurde die Pflege anderer Menschen als Berufung dargestellt. Es entstanden unrealistische Erwartungen an Krankenschwestern, z.B. soll sie stets fürsorglich sein, sich zurückhalten, ihre eigenen Bedürfnisse zurückstellen und sich nicht beklagen, auch wenn sie

4

für eine geringe Entlohnung arbeitet (vgl. Bartholomew, 2009, S. 39).

Die unterdrückte Gruppe verinnerlicht die Normen der dominanten Gruppe und stellt später diese Regeln auch nicht mehr infrage. Dieses Muster lässt sich in der Arzt- Pflege-Beziehung finden, z.b. durch Vermeidung von Blickkontakt, die Namen der Pflegekräfte nicht kennen, Beschränkung der Kommunikation auf das Wesentliche. Pflegekräfte die neu in dieses Klima hineinkommen, akzeptieren dies als normal. Auch horizontale Feindseligkeit wird oft als normal wahrgenommen. Pflegekräfte reagieren mit Feindseligkeiten auf eine Unterdrückung die ihnen gar nicht bewusst ist (vgl. Bartholomew, 2009, S. 40,41).

Menschen, die längere Zeit der unterdrückenden Atmosphäre der Pflege ausgesetzt sind, kommen oft gar nicht auf die Idee ihre Bedürfnisse zu artikulieren und deren Befriedigung einzufordern (vgl. Bartholomew, 2009, S. 40).

Machtlosigkeit

Traditionell werden Macht und fürsorgliche Pflege als krasse Gegensätze präsentiert. Fürsorge als Wert der unterdrückten Gruppe wird von der dominanten Gruppe abgewertet, während die dominante Gruppe durch ihren Wert, die Macht, Aufwertung erfährt. Die untergeordnete Gruppe lehnt Macht als Wert ab, da sie als Kennzeichen der dominanten Gruppe gilt, obwohl dieser Wert ursprünglich auch bei ihnen vorhanden war. Deshalb verbleibt die untergeordnete Gruppe im Zustand der Machtlosigkeit, behält ihr schwach ausgeprägtes Selbstwertgefühl bei (vgl. Bartholomew, 2009, S. 41,42).

Unsichtbarkeit

Auf einer ganz elementaren Ebene existiert die Überzeugung, dass Pflege unsichtbar bleiben muss um zu überleben. Aufrechterhalten wird dies beispielsweise dadurch, dass Ärzte sich die Arbeit der Pflege als ihren Verdienst anrechnen, es wird als selbstverständlich angesehen, dass Pflege das tut was sie tut und die Anerkennung dafür bleibt ihr versagt. Fürsorgliche Pflege ist in der Organisation eines Krankenhauses von geringer Bedeutung, weil sie schwer zu qualifizieren ist und damit kaum im Budget untergebracht werden kann. Folglich fühlt sich die Pflege unbedeutend und unterbewertet. Dies hat bedeutende negative Konsequenzen für die Pflegenden: Pflegekräfte deren Arbeit nicht anerkannt wird, verlieren mit der Zeit ihr berufliches Selbstwertgefühl und, wenn sie ihre Arbeit nicht an ihren Werten ausrichten können, zudem noch ihre Selbstachtung (vgl. Bartholomew, 2009, S. 42, 43).

Daraus ergibt sich noch eine weitere Problematik. Die Unsichtbarkeit trägt zu einem schwach ausgeprägtem Identitätsgefühl bei. Die Pflege ist die größte Berufsgruppe im Gesundheitswesen – und trotzdem die schweigsamste, von der individuellen bis zur institutionellen Ebene. Sie hat ihre kulturelle Identität verloren, das Können und die Kunst der Pflege gelten immer weniger (vgl. Bartholomew, 2009, S. 43, 44).

1.4.2 weitere Ursachen

Interne Ursachen:

- der emotionale Zustand, z.b. Ärger und Wut

„Diese Gefühle werden nicht in konstruktives Verhalten umgesetzt, fressen und innerlich auf und fordern ihren Tribut. Sie werden auf Kollegen projiziert und ruinieren unsere Beziehungen" (Thomas in Bartholomew, 2009, S. 56).

Ärger wird ausgelöst durch unfaire oder respektlose Behandlung, mangelnde Gegenseitigkeit in den Beziehungen und wird von weiteren Gefühlen begleitet: Frauen die ihren Ärger in sich hineinfressen fühlen sich hilflos und machtlos. Diejenigen, die ihrem Ärger Luft machen empfinden dies auch, da sie es als Mangel an Selbstbeherrschung ansehen (vgl. Thomas in Bartholomew, 2009, S. 57).

- Burnout

Die Ursache dafür besteht in einem „Defizit, das Frustration produziert" (Wicks, 2005 in Bartholomew, 2009, S. 58). Dieses Defizit besteht in der Pflege aus der Kluft zwischen Anspruch und Realität, die Frustration vergrößert sich, wenn das Pflegepersonal um die Ressourcen kämpfen muss die es braucht, um ihre Arbeit zu machen (vgl. Bartholomew, S. 58).

- Persönlichkeit

Die überwiegende Zahl der Pflegepersonen sind Persönlichkeiten des Typ A. Die Betroffenen fühlen sich immer gehetzt, stehen ständig unter Druck, werden leicht ungeduldig und tendieren zu Aggressivität (vgl. Bartholomew, 2009, S. 59).

„Zusammenfassend lässt sich feststellen, dass die Typ A-Pflegekräfte sich in einem ständigen Wettstreit befinden – sie kämpfen gegen die Zeit, gegen sich selbst und gegen andere Menschen" (Thomas/Jozwiak, 1990 in Bartholomew, 2009, S. 59).

- Überzeugungen

In der Gruppe der Pflegenden herrschen Überzeugungen vor, die realitätsfremd sind wie z.B. das ein Profi nicht klagt, man sich die Anerkennung anderer verdienen muss, man perfekt sein soll. Wenn diese Überzeugungen nicht mit der Realität übereinstimmen, ist eine Reaktion mit Ärger darauf möglich. Wird dieser dann nicht geäußert, unterdrückt oder falsch interpretiert, kann er in horizontale Feindseligkeit münden (vgl. Bartholomew, 2009, S. 60).

- Erwartungen

Wenn Pflegekräfte nach ihrem Examen in die Praxis kommen, stehen ihre Erwartungen oft im krassen Gegensatz zur Realität. Nicht die Realität an sich enttäuscht sie, sondern die Kluft zwischen Erwartung und Realität (vgl. Bartholomew, 2009, S. 62).

- Scheu vor Konflikten

In der Kindheit erlernte Verhaltensmuster können die Ursache dafür sein, dass Menschen Konflikte und Konfrontationen vermeiden. Dies begünstigt die Ausbreitung horizontaler

Feindseligkeit (vgl. Bartholomew, 2009, S. 63).

Externe Ursachen:

• verbale und körperliche Übergriffe

Studien belegen, dass Pflegekräfte im Dienst häufig Opfer von verbalen und körperlichen Übergriffen durch Patienten, Angehörige und Besucher werden. Die Gründe für Übergriffe sind z.b. die Durchsetzung zustehender Leistungen, Ärger in Zusammenhang mit der Erkrankung, lange Wartezeiten und Ärger über das Gesundheitssystem im Allgemeinen. Obwohl das Pflegepersonal dafür nicht verantwortlich ist, bekommt es diese Aggressionen ab (vgl. Bartholomew, 2009, S. 65).

• Schlechte Beziehungen zwischen Pflegekräften und Ärzten

Bei Mitgliedern unterdrückter Gruppierungen kann das sogenannte submissiv-aggressive Syndrom auftreten. „Kann oder darf sich der Unmut nicht gegen den Verursacher einer Kränkung richten, bleiben Unterwerfung und Machtlosigkeit also bestehen, werden andere leicht Opfer des frustrierten Machtstrebens" (Bartholomew, 2009, S. 65).

• zu enge Vorgaben bezüglich Arbeit und Zeit

Durch enge Vorgaben dazu, was in welcher Zeit erledigt werden muss, kann es vorkommen, dass der Patient als Mensch vergessen wird. Stört auch noch eine Kollegin den Ablauf, wird sie als Hindernis wahrgenommen. Um Hilfe zu bitten fällt schwer, es würde den Verlust der Kontrolle bedeuten (vgl. Bartholomew, 2009, S. 66).

• steigende Komplexität der Arbeitsabläufe

Zur Arbeitskomplexität tragen z.B. fehlendes oder unordentliches Material, Unterbrechungen, unnötige Wartezeiten, sowie Defizite in der Kommunikation bei. Das vorgegebene Arbeitspensum und ein Mangel an Gestaltungsmöglichkeiten tragen zu psychischem Stress bei (vgl. Bartholomew, 2009, S. 67).

• Übermäßige Effizienzsteigerung

Wenn die Zeit für Gedankenaustausch und Beziehungsaufbau fehlt, können Pflegekräfte ihre Gefühle nicht verarbeiten. Es fehlt die Zeit das Handeln zu reflektieren und sich selbst und anderen zuzuhören (vgl. Bartholomew, 2009, S. 68).

• das pflegerische Milieu

Eine starke hierarchische Struktur kann dazu führen, dass Pflegende nicht genug Eigenständigkeit besitzen um unabhängig Entscheidungen zu treffen. Außerdem kann eigenständiges Handeln in unterschiedlichen Situation gelobt werden oder unerwünscht sein. Da Eigenständigkeit ausschlaggebend für die Arbeitszufriedenheit ist, kann dies auf junge Pflegekräfte abschreckend wirken (vgl. Bartholomew, 2009, S. 70).

1.5. gefährdete Gruppierungen

„Wer in eine Gruppe kommt, deren Mitglieder machtlos sind, wird mit hoher

Wahrscheinlichkeit ein Opfer horizontaler Feindseligkeit" (Bartholomew, 2009, S. 46). Dies gilt für alle Kollegen die neu in ein Team kommen. Da Auszubildende und Teilnehmer der Weiterbildung in regelmäßigen Abständen die Station wechseln, sind sie diesem Risiko ganz besonders ausgesetzt.

2. Horizontale Feindseligkeit und das Lernen

2.1 Die Neurobiologie des Lernens
Lernen ist ein

> „absichtlicher (intentionales Lernen), beiläufiger (inzidentelles und implizites Lernen), individueller oder kollektiver Erwerb von geistigen, körperlichen und sozialen Kenntnissen und Fertigkeiten. Aus lernpsychologischer Sicht wird Lernen als ein Prozess der relativ stabilen Veränderung des Verhaltens, Denkens oder Fühlens (verarbeiteter Wahrnehmung der Umwelt oder Bewusstwerdung eigener Regungen) aufgefasst" (Gabler Wirtschaftslexikon).

Spitzer (2006) beschreibt, dass ein neuer Sachverhalt der gelernt werden soll erst einmal vom Hippocampus aufgenommen werden muss. Er identifiziert Neuigkeiten, wenn er eine Sache als neu und interessant erkennt, bildet sich eine neuronale Repräsentation von ihr aus. Neuronen sind für die Speicherung und Verarbeitung von Informationen zuständig. Impulse von Sinnesorganen werden von Nervenfasern (Axonen) zu anderen Nervenzellen geleitet, dort wird der Impuls auf chemischen Weg von der Nervenfaser auf das nächste Neuron übertragen. Die Übertragung eines Nervenimpulses von Neuron zu Neuron geschieht an einer Synapse. Von der Stärke der synaptischen Verbindung ist es abhängig, wie groß der Effekt des Impulses auf die Erregung des nachfolgenden Neurons ist. Bei schon bekanntem Wissen feuert ein bestimmtes Neuron immer dann, wenn ein ganz bestimmter Input vorliegt (neuronale Repräsentation) (vgl. S. 22-44).

Immer dann, wenn Lernen stattfindet, ändern sich die Stärken einiger Synapsen ein klein wenig. Das Gehirn verarbeitet dabei Beispiele und produziert daraus Regeln, so wird dass Wissen nicht als Einzelheiten gespeichert und nutzbar gemacht (vgl. Spitzer, 2006, S.75).

2.2 implizites Lernen
Spitzer (2006) beschreibt weiter, dass wir fast alles, dass wir gelernt haben nicht wissen. Im Vergleich zum Können ist das Wissen bescheiden. Auch die Versprachlichung dieses impliziten Wissens fällt nicht leicht. Wir können sehr viel, haben also implizites Wissen über das wir verfügen können indem wir es nutzen (vgl. S. 59-62).

Da die Beziehungsgestaltung zu Kollegen nicht in konkreten Anleitesituationen vermittelt wird, wie z.B. das richtige Anlegen eines Verbandes ist es wichtig, sich mit dem impliziten Lernen zu beschäftigen.

„Lernen in der Pflegepraxis geschieht überwiegend beiläufig. Dieses Lernen wird auch implizites Lernen genannt und erfolgt oft nicht bewusst. Es ist in die Arbeitszusammenhänge integriert - es geschieht gleichsam nebenbei" (Schulze-Kruschke & Paschko, 2011, S. 36)

2.3 Lernen am Modell

„... diese Lernart des amerikanischen Psychologen Albert Bandura besagt, dass Menschen auf Grund der Nachahmung von Vorbildern und durch Beobachtung anderer lernen. Zu Beginn des Lernprozesses sind Belohnungen von „außen" wichtig, später wird die Beherrschung der Technik selbst zur Belohnung" (Sauter et al, 2004, .S. 519).

Dies macht deutlich, wie wichtig es ist sich seiner Vorbildfunktion bewusst zu sein. Es reicht nicht aus dies auf die Verrichtung einzelner Tätigkeiten zu reduzieren. Die Lernenden werden auch den Umgang miteinander und die Atmosphäre im Team mitbekommen und sich daran orientieren. Auch unbewusste und eigentlich ungewollte Verstärker sind möglich, z.b. könnte eine Belohnung von außen sein, dass man schneller ins Team integriert wird, wenn man sein Verhalten dem der anderen Kollegen anpasst. Erleben die Auszubildenden einen freundlichen, kollegialen Umgang auf Station werden sie sich auch daran orientieren.

2.4 Emotionen als Einflussfaktor für das Lernen

Es ist bekannt, dass Emotionen einen Einfluss auf das Lernen haben. Manfred Spitzer beschreibt die Auswirkungen des Lernens unter verschiedenen emotionalen Einflüssen:

„Während das erfolgreiche Einspeichern von Wörtern in positivem emotionalem Kontext im Hippocampus geschieht, speichert der Mandelkern auch neutrale Wörter in negativem emotionalem Kontext" (Spitzer, 2006, S. 55).

Die im Hippocampus gespeicherten Einzelheiten werden nachts wieder abgerufen und innerhalb von Wochen und Monaten in die Gehirnrinde transferiert und langfristig gespeichert, während der Mandelkern Körper und Geist, beim Abrufen von assoziativ in ihm gespeichertem Material, auf Kampf und Flucht vorbereitet. Das Wissen, dass im Mandelkern gespeichert ist, kann daher nicht zur kreativen Problemlösung verwendet werden. Lernen bei guter Laune funktioniert am besten, und nur dann können die Inhalte später auch zur Problemlösung verwendet werden (vgl. Spitzer, 2006, S. 55,56).

Genau das ist es, was wir den Auszubildenden, Weiterbildungsteilnehmern und frisch examinierten Pflegekräfte vermitteln wollen: statt einzelner Fakten soll gelernt werden, wie man das erworbene Wissen auch später auf andere Situationen übertragen kann um so kreativ Probleme zu lösen. Dazu müssen wir aber verhindern, dass das Lernen unter negativen Empfindungen wie Angst oder Stress geschieht.

Spitzer beschreibt, dass Regelhaftigkeiten sich durch mehrfache, ähnliche Erfahrungen im Gehirn niederschlagen. Da das Gehirn langsam lernt, hat eine einzelne Erfahrung noch keinen großen Effekt.

Deswegen ist es wichtig möglichst früh Gegenmaßnahmen zu ergreifen und damit zu

9

verhindern, dass sich Feindseligkeit im Gehirn festsetzt und damit schwer wieder zu ändern ist.

Durch den Stress der entsteht, wenn jemand horizontaler Gewalt ausgesetzt ist, kann es zu einer Veränderung des Neurotransmitter-Gleichgewichts kommen. Neurotransmitter sind Botenstoffe, die an einer Synapse die Erregung von einer Nervenzelle an eine andere weiterleiten.

Auf dieses Thema möchte ich hier nur kurz eingehen und vor allem die negativen Auswirkungen auf das Lernen aufführen.

Bei der Stressreaktion sind sowohl anregend wirkende, als auch dämpfende Hormone und Neurotransmitter beteiligt.

Anregend wirkende Hormone sind z.B. Cortisol und Adrenalin. Durch eine dauerhafte Erhöhung dieser Hormone, wie sie z.B. bei chronischem Stress zu beobachten ist, wirken sie neurotoxisch und beschleunigen die altersbedingte Verschlechterung der Merkfähigkeit.

Anregend wirkende Neurotransmitter sind unter anderem Noradrenalin und Glutamat. Noradrenalin steuert die Reaktionen auf akuten Stress und die Anpassung an körperliche und geistige Belastungen. Ein Mangel davon ist z.B. beim Burnout-Syndrom zu beobachten. Glutamat ist beteiligt an der Vermittlung und Verarbeitung von Sinnesreizen und höherer Gehirnfunktionen wie Gedächtnis und Lernen. Ist der Spielgel erhöht, äußert sich dies in Stress und innerer Unruhe.

Dämpfend hingegen wirken Serotonin, GABA (γ-Aminobuttersäure) und Glycin. Ein erniedrigter Serontoninspiegel äußert sich unter anderem in Konzentrationsproblemen, Schlaflosigkeit, chronischer Erschöpfung, Angstzuständen und verminderter Aufmerksamkeit. Auch GABA kann, wenn es nur vermindert zur Verfügung steht Gedächtnisstörungen auslösen. Glycin hat einen anregenden Effekt auf die Gedächtnisfunktion, Lernen und Aufmerksamkeit.

Die Feinabstimmung der anregenden und dämpfenden Systeme erfolgt unter anderem durch Dopamin. Sowohl ein Mangel als auch ein Überschuss an Dopamin kann Folgen für das Lernen haben. Ein Mangel kann Tagesmüdigkeit, Motivationsverlust und kognitive Einbußen wie z.B. Konzentrationsstörungen, Aufmerksamkeitsstörungen und Vergesslichkeit hervorrufen. Ein chronischer Überschuss bei gleichzeitigem Serotoninmangel kann eine zentrale Erschöpfung und schnelle Ermüdbarkeit hervorrufen und wirkt neurotoxisch (vgl. Kirkamm R, Lennerz, A, Mayer J)

Dies ist natürlich nur ein grober Überblick über Stresshormone und Neurotransmitter, soll aber verdeutlichen, welche gravierenden Folgen chronischer Stress (der entsteht wenn man Opfer horizontaler Gewalt wird) auf den Hirnstoffwechsel und das Lernen im Speziellen haben kann.

3. Gegenmaßnahmen

Manfred Spitzer beschreibt, dass Stress das Fehlen von Kontrolle ist. Nicht eine unangenehme Erfahrung an sich bewirkt Stress, sondern das Gefühl ihr machtlos ausgesetzt zu sein (vgl. Spitzer 2014, S. 1, 3).

Wie sich Stress auf das Lernen auswirkt wurde bereits dargestellt. Es ist auch die Aufgabe der Praxisanleitung sich um eine Lernumgebung zu bemühen, in der der Auszubildende das Gefühl hat im Rahmen seiner Möglichkeiten zu handeln umso Stress zu vermeiden. Beim Thema horizontaler Gewalt bedeutet dies, dass der Lernende befähigt wird, adäquat auf feindseliges Verhalten zu reagieren und weiß, wo er sich ggf. Hilfe holen kann.

Um feindseligem Verhalten effektiv begegnen zu können ist ein gleichzeitiges Handeln auf verschiedenen Ebenen nötig.

Bartholomew beschreibt, dass es „gilt den Schleier der Unterdrückung zu lüften. Die Verantwortlichen in der Pflege müssen sich die Existenz von Unterdrückung und Machtlosigkeit eingestehen und das Thema Feindseligkeit in den Blickpunkt rücken" (2009, S. 51).

Sie schlägt dazu vor ein Informationsblatt zu entwerfen. Ein solches befindet sich im Anhang (Anhang Nr. 1: Infoblatt Feindseligkeit).

Der Betroffene selbst soll in die Lage versetzt werden, sich in einer entsprechenden Situation zu Wehr zu setzen, und zwar in einer Art und Weise, die nicht zu einer weiteren Eskalation beiträgt. Darauf, wie dies funktionieren und wie dieses Wissen vermittelt werden kann wird weiter unten noch näher eingegangen.

Kollegen, die Zeugen eines verbalen Übergriffes werden, müssen befähigt werden, die Situation zu deeskalieren und den Täter direkt anzusprechen, wenn der Betroffene dies nicht kann.

Auch die Führungsebene, von der Stationsleitung bis zum Pflegemanagement, muss eine klare Haltung gegenüber feindseligem Verhalten vertreten und klarmachen, dass dies nicht akzeptabel ist.

3.1 Was die Praxisanleitung dem Lernenden vermitteln kann

Die wichtigste Aufgabe der Praxisanleiter in Bezug auf dieses Thema ist es, die Lernenden über feindseliges Verhalten zu informieren und ihnen Möglichkeiten an die Hand zu geben adäquat zu reagieren, wenn sie selbst Opfer von Feinseligkeiten werden.

McKenna (in Bartholomew, 2009, vgl. S.91) beschreibt, dass Berufsanfänger sehr häufig horizontaler Feindseligkeit ausgeliefert sind, die Hälfte der Fälle nicht gemeldet werden und sie gar nicht in der Lage waren auf das feindselige Verhalten angemessen zu reagieren.

3.1.1 Information

„Eine Gründliche Aufklärung über die Existenz horizontaler Feindseligkeit wird die Studenten in die Lage versetzen, mit schwierigen Situationen umzugehen und Veränderungen in die Wege zu leiten. Es gilt, effiziente Kommunikations- und Selbstbehauptungstechniken zu vermitteln und einzuüben" (Bartholomew, 2009, S. 96). Im ersten Schritt muss eine Information über dieses Thema erfolgen. Dies könnte im Rahmen eines Einsatzes auf Station, aber auch in größeren Gruppen, z.b. allen Auszubildenden die sich aktuell im Einsatz befinden oder klassenweise erfolgen. Das gleichzeitige Besprechen dieses Themas mit mehreren Auszubilden hätte außerdem den Vorteil, dass es möglich ist sich innerhalb der Gruppe auszutauschen, nicht nur während dieses Unterrichts, sondern auch im weiteren Verlauf der Ausbildung. Der Lernende weiß, die anderen sind auch über dieses Thema informiert, haben vielleicht auch schon eigene Erfahrungen damit gemacht. Spitzer beschreibt in seinem Buch Rotkäppchen und der Stress den Zusammenhang zwischen Stressreaktion und der erlebten sozialen Unterstützung. Je größer die Unterstützung, desto geringer der Stress (vgl. S. 6). So könnten die Auszubildenden sich gegenseitig unterstützen und Stress vermeiden, der sich wieder negativ auf das Lernen auswirken würde.

Um konkrete Situationen zu besprechen, könnte das Arbeitsblatt „Reaktionen auf feindseliges Verhalten" (siehe Anhang 2) genutzt werden. Dies könnte durch die persönlichen Erfahrungen der Teilnehmer erweitert werden.

Ziel ist es, dass die Teilnehmer darüber aufgeklärt sind, was Feinseligkeiten unter Pflegenden sind, sie den Unterschied zwischen offener und verdeckter Feindseligkeit kennen und wissen, welche Folgen es nach sich ziehen kann. Auch ist es wichtig auf die Ursachen einzugehen, da es sich hierbei um grundlegende Probleme in der Pflege geht und um Zusammenhänge verstehen zu können. Dazu kann auch das oben genannte Informationsblatt genutzt werden. Auch mögliche Reaktionen auf Feindseligkeiten sollen schon einmal theoretisch besprochen werden um sie im anschießenden Rollenspiel zu vertiefen.

3.1.2 Anleitesituation Rollenspiel

Nach dem Vermitteln der theoretischen Inhalte soll im Rollenspiel geübt werden, wie man sich gegen feindseliges Verhalten zur Wehr setzten kann.

Anleite-Methode:

Ziel der Methode ist es durch das Ausprobieren des Verhaltens im Rollenspiel die Ängste der Lernenden vor ungewohnten Situationen abzubauen, die individuell richtige Vorgehensweise zu finden und Sicherheit zu gewinnen. Das eigene Rollenverhalten wird reflektiert und dadurch die Handlungskompetenz erweitert (vgl. Mayer et al, 2011, S. 107). „Das Rollenspiel bietet die Möglichkeit, verschiedene Standpunkte einzunehmen und Konfliktlösungen auszuprobieren" (Mayer et al, 2011, S. 110).

Die Auszubildenden müssen darüber informiert sein, wann und wo die Anleitesituation stattfindet. Es muss ein Zeitrahmen festgelegt werden, der je nach Gruppengröße variieren kann. Er sollte so gewählt werden, dass jeder die Möglichkeit hat mehrmals sowohl in die Rolle des Auszubildenden als auch in die Rolle der „feindseligen Pflegekraft" zu schlüpfen.

Da es sich um ein gelenktes Rollenspiel handelt, müssen Karten mit einer kurzen Vorstellung der Situation vorbereitet werden. Der Inhalt könnte z.B. lauten:

Auszubildender:

Sie sind als Auszubildender gemeinsam mit einer Pflegekraft vom Stammpersonal im Dienst. Sie führen gerade einen Verbandswechsel unter ihrer Aufsicht durch. Sie sind sich noch unsicher, Ihnen fällt Verbandsmaterial runter und es dauert dadurch länger als geplant. Sie bemerken, dass die Pflegekraft das Gesicht verzieht und die Augenbraue hochzieht. Wie reagieren Sie darauf?

Pflegekraft:

Sie sind mit einem Auszubildenden im Dienst. Er führt gerade unter Ihrer Aufsicht einen Verbandswechsel durch, der länger dauert als geplant, da der Auszubildende unsicher ist. Sie verziehen dabei das Gesicht, heben die Augenbrauen.

Um zu erlernen wie man reagieren kann, wenn man beobachtet, dass jemand Opfer von horizontaler Feindseligkeit wird, ist es möglich eine dritte Person einzubeziehen.

Person, die die Situation beobachtet:

Sie sehen, wie ein Auszubildender unter Anleitung Ihrer Kollegin einen Verbandswechsel durchführt. Der Lernende ist unsicher, ihm fällt Verbandsmaterial herunter, die Maßnahme dauert länger als geplant. Sie sehen wie Ihre Kollegin das Gesicht verzieht und die Augenbraue hebt. Der Auszubildende reagiert darauf nicht. Was können Sie in dieser Situation tun?

Es sollten mehrere solcher Beispielsituationen ausgearbeitet sein. Außerdem sollen die Lernenden die Möglichkeit haben auch eigene Beispiele einzubringen.

Welches Wissen soll vermittelt werden?

Im theoretischen Teil, der dem Rollenspiel vorausgeht sollen die Definition der horizontalen Feindseligkeit, die Folgen für den Betroffenen, die Ursachen und mögliche Reaktionen auf feindselige Verhaltensweisen besprochen werden.

Er soll wissen, welche Möglichkeiten er in einer Situation hat, in der er Opfer von Feindseligkeiten wird oder eine solche beobachtet und warum es wichtig ist auf jede feindselige Handlung zu reagieren.

Welche Fertigkeiten sollen erlernt werden?

Der Auszubildende soll im Rollenspiel verschiedene Reaktionen auf feindseliges Verhalten ausprobieren können. Dadurch soll es ihm später leichter fallen diese Verhaltensweisen auch im beruflichen Alltag anwenden zu können.

<u>Welche Erfahrungen soll der Lernende machen?</u>

Perspektivenwechsel: Durch den Wechsel der Perspektive soll der Auszubildende die Möglichkeit haben zu erkennen, dass die Person, die sich ihm gegenüber feindselig verhält kein von Grund auf böser Mensch sein muss. Es können verschiedene Stressoren auf diese Person einwirken, sie fühlt sich machtlos und reflektiert ihr Handeln nicht. Dies soll keinesfalls dazu dienen Feindseligkeiten zu rechtfertigen oder gar zu entschuldigen, aber es soll verstehbar werden. Dies bietet eine Möglichkeit zur Klärung. Wenn der Lernende in der Lage ist zu sehen, was die Person noch alles ist, außer feindselig, dann bietet dies die Möglichkeit wieder auf sie zuzugehen und mit ihr weiter zusammenarbeiten zu können.

Auch verschiedene Rollenkonflikte können durch diese Methode spürbar gemacht werden. Sowohl der Auszubildende, als auch die Pflegekraft die sich feindselig verhält können in einem Intra-, bzw. Interrollenkonflikt befinden. Durch das Bewusstmachen der verschiedenen Erwartungen die an eine Rolle gestellt werden, bzw. der verschiedenen Rollen die eine Person inne hat, kann das Handeln verstehbar werden.

<u>Durchführung:</u>

Aufwärmphase:

Die Ausgangssituation wird festgelegt, die Rahmenbedingungen und Lernziele geklärt und die Rollen verteilt (vgl. Mayer et al, 2011, S. 116).

Es werden auch die Beobachtungskriterien festgelegt. Die Beobachter sollen darauf achten, welches feindselige Verhalten sie erkennen und wie der Auszubildende darauf reagiert hat. Reaktionen, die zuvor nicht besprochen wurden sollen nach Möglichkeit notiert werden. Damit können sie später reflektiert werden und ggf. dem Katalog möglicher Reaktionen hinzugefügt werden.

Spielphase:

Die Spielzeit sollte 10 Minuten nicht übersteigen, die Spielleitung beachtet dies während der Durchführung. Die Spieler dürfen nicht unterbrochen oder abgelenkt werden. Die Beobachter notieren anhand der Beobachtungskriterien was sie wahrnehmen, ohne dies jedoch zu bewerten.

Am Spielende müssen die Rollen wieder abgelegt werden um eine Distanz zu schaffen und so das eigene Handeln besser reflektieren zu können und um zu vermeiden, dass die spielende Personen sich persönlich bewertet fühlen. Dies kann z.B. mit der Aufforderung der Spielleitung erfolgen: „Legen Sie jetzt Ihre Rolle ab." oder dadurch, dass eine räumliche Distanz geschaffen wird, z.B. ein Wechsel der Plätze (vgl. Mayer et al, 2011, S. 118).

Auswertung des Spiels:

Zuerst geben die Spieler ihre Wahrnehmung wieder, erst dann teilen die Beobachter mit, was ihnen aufgefallen ist. Der Praxisanleiter hat darauf zu achten, dass die Rolle beurteilt und nicht die Person kritisiert wird. Dies kann z.b. durch Ich-Botschaften erreicht werden (vgl. Mayer et al, 2011, S119,120).

Ergebnissicherung:

Auf dem Arbeitsblatt „Reaktionen auf feindseliges Verhalten" sind leere Zeilen und Spalten, die dazu genutzt werden können, während dem Rollenspiel gefundenen Lösungen zu notieren.

Evaluation / Beurteilung:

Es soll bei dieser Anleitung bewusst darauf verzichtet werden sie zu beurteilen. Der Auszubildende soll die Möglichkeit nutzen können verschiedene Verhaltensweisen auszuprobieren und zu erkennen welche zu ihm passt. Eine Zurückhaltung von eigenen Ideen aus Angst vor einer schlechten Bewertung würde diesen Prozess stören.

Es sollte nach den einzelnen Rollenspielen ein kurzen mündliches Feedback gegeben werden, vor allem ist darauf zu achten, dass die Reaktion nicht selbst feindseliges Verhalten ist oder dazu dient Feindseligkeiten weiter zu schüren.

Die Schüler sollen am Ende dieser Übungen eine kurze Evaluation der Anleitesituation vornehmen. Kriterien sollten sein: Fühlt sich der Lernende nach diesen Übungen in die Lage versetzt auf Feindseligkeiten angemessen zu reagieren? Ist eine weitere Anleitung erforderlich? Hat etwas gefehlt, das das Lernen erleichtert hätte? Gibt es Verbesserungsvorschläge?

Um die Nachhaltigkeit dieser Anleitung zu prüfen, könnten die Lernenden nach einer längeren Zeit noch einmal dazu befragt werden, ob sie die eingeübten Verhaltensweisen auch tatsächlich angewandt haben und wie sich damit fühlten.

Ein Nachfragen nach 3 bis. 6 Monaten wäre denkbar. Auch wenn der Auszubildende zu diesem Zeitpunkt nicht mehr auf Station ist, könnte diese Rückmeldung helfen die Anleitung zu überarbeiten. Er könnte ggf. auch schriftlich befragt werden, z.B. danach, ob er feindseliges Verhalten in der Praxis erlebt hat und ob er in der Lage war angemessen zu reagieren.

Man könnte auch anbieten, dass sich der Lernende zeitnah nach einer solchen Situation an den Praxisanleiter wendet und beurteilt, ob er die erlernten Strategien als hilfreich empfand. Dies könnte auch telefonisch oder per Email geschehen und würde die Rückmeldung vor allem dann erleichtern, wenn der Auszubildende schon in einer anderen Einrichtung eingesetzt ist.

3.2 Rückmeldungen des Lernenden nutzen

Wenn man davon ausgeht, dass feindseliges Verhalten weit verbreitet ist, kann es vielleicht ganz besonders ratsam sein, dass wir uns nicht auf unsere eigenen Maßstäbe verlassen. Hier könnte der Lernende zum wichtigen Feedbackgeber werden. Spiegelt er, welches Verhalten er als herabwürdigend erlebt, so erlaubt uns dies, unsere Zusammenarbeit auf

Station aus einem neuen Blickwinkel zu sehen. Auszubildende, die noch ganz am Beginn ihrer beruflichen Tätigkeit stehen könnten hiermit vielleicht überfordert sein. Teilnehmer der Fachweiterbildung Psychiatrie könne man aber nach einem aufklärenden Gespräch über feindseliges Verhalten und dessen Auswirkungen mit einer solchen Aufgabe betrauen.

3.3 Gegenmaßnahmen auf Ebene der Station

Da in vielen Fällen der Praxisanleiter nicht täglich mit dem Auszubildenden zusammenarbeitet, ist es wichtig, auch die Kollegen der Station über das Thema horizontale Feindseligkeit zu informieren, sie zu sensibilisieren und Möglichkeiten zu entwickeln die Zusammenarbeit zu verbessern.

Aufbau eines positiven Lernklimas

Es sollte selbstverständlich sein, dass die Auszubildenden von allen Kollegen freundlich auf Station begrüßt werden. Es ist ratsam bereits am Beginn des Einsatzes den Auszubildenden darüber zu informieren, welche Erwartungen an ihn gestellt werden und welche Verhaltensweisen evtl. zu Problemen führen können (Bartholomew benennt beispielsweise Verhaltensweisen für den Umgang mit Patientenakten, die Nutzung des Stationszimmers usw.). Diese Themen könnten im Einführungsgespräch eingebracht werden, so besteht auch die Möglichkeit auf Rückfragen einzugehen.

Auch sollten das Stammpersonal sich vor Augen halten, dass die jetzigen Auszubildenden eine andere Umgebung auf Station vorfinden als sie selbst zu Beginn ihrer Laufbahn. Das Arbeitspensum der Pflegekräfte ist langsam aber stetig gestiegen. Es gibt mehr Medikamente und Behandlungsverfahren, mehr Patienten mit sekundären und chronischen Erkrankungen, mehr stark übergewichtige Patienten, die Verweildauern haben sich verkürzt. Da diese Änderungen langsam vonstattengehen, werden sie oft nicht bewusst wahrgenommen. Wenn sich die Pflegekräfte diesen Umständen bewusst sind, zeigen sie gewöhnlich mehr Verständnis und gehen einfühlsamer mit den Auszubildenden um, diese fühlen sich besser unterstützt und akzeptiert (vgl. Bartholomew, 2009, S. 95, 96).

Um diese Informationen zu transportieren, könnten sie zum einen in der Fortbildung zum Mentor eingebracht werden. Auch der jährliche Mentorentag im Haus könnte ggf. dafür genutzt werden diejenigen zu informieren, die die Fortbildung bereits beendet haben. Das Informationsblatt und eine kurze schriftliche Zusammenfassung der möglichen Maßnahmen auf Station könnte an alle Mentoren versendet werden um diese flächendeckend zu informieren.

„*Alle* Pflegekräfte, nicht nur solche in der Orientierung oder Pflegestudenten, profitieren von der Aufklärung über horizontale Feindseligkeit. *Alle Beschäftigten* in der Pflege sollten wissen, was Feindseligkeit unter Pflegekräften bedeutet, welche Auswirkungen sie hat und wie sie abgebaut werden kann" (Bartholomew, 2009, S. 96).

Die Mentoren könnten auf ihren Stationen zum Multiplikator werden und so dafür Sorge tragen, dass auch alle anderen Kollegen ausreichend über dieses Thema aufgeklärt sind.

Erfahrungsaustausch:

Es ist wichtig die Möglichkeit zu schaffen, über Erfahrungen mit Feindseligkeiten zu sprechen. Durch die Offenbarung der eigenen Emotionen und Probleme kann sich Solidarität und Stärke entwickeln. Durch das Ausdrücken dessen was wir denken, treten wir aus der Opferrolle heraus. Dies könnte ein Signal an andere sein dies auch zu tun und könnte so den Grundstein für ein neues pflegerisches Milieu legen (vgl. Bartholomew, 2009, S. 99). Dieser Austausch sollte nicht nur auf Praxisanleiter und Auszubildende beschränkt sein. Viel hilfreicher wäre es, wenn dies in den Stationsalltag integriert werden kann, z.b. als fester Bestandteil von Teamsitzungen oder Übergaben.

3.3.1 Rückmeldung geben

Es soll in dieser Arbeit nicht der Eindruck entstehen, dass es nicht erlaubt ist konkrete Verhaltensweisen zu kritisieren, weil dies als feindselige Verhaltensweisen ausgelegt werden kann. Für Lernende ist es wichtig eine Rückmeldung über ihr Verhalten zu bekommen um es zu verbessern.

Mamerow beschreibt Feedbackregeln, die es erlauben sachlich miteinander zu sprechen, die Verhaltensweisen zu benennen und nicht die Person an sich zu kritisieren.

Der Feedbackgeber sollte beschreibend, konkret, realistisch und angemessen sein. Zuerst sollten Lob und Anerkennung, erst danach Kritik geäußert werden. Die Beobachtungshintergründe sollten erwähnt werden, der Feedbacknehmer sollte immer direkt und aus der Ich-Form angesprochen werden. Es sollen konstruktive Hinweise gegeben werden, das ganze Gespräch erfolgt in einem freundlichen Umgangston.

Der Feedbacknehmer sollte zuhören ohne sich zu verteidigen, lässt den Feedbackgeber aussprechen, stellt bei Bedarf Verständnisfragen, gibt zu verstehen, wenn es ihm zu viel wird und bedankt sich für das Feedback (vgl. 2013, S. 238).

Wenn man diese Regeln beachtet kann das Handeln auch kritisch reflektiert werden, ohne das es dabei zu Kränkungen kommt.

Es kann im Alltag auch dazu kommen, dass schnell und konkret ein Verhalten beendet oder verändert werden soll, z.B. in einer Notfallsituation. Sollte es dazu kommen, dass in einer solchen Situation harsch reagiert wurde kann dies in einem anschließenden Gespräch besprochen werden. Wenn der Auszubildende versteht, dass es darum ging schnell die nötigen Maßnahmen zu ergreifen kann er dieses Verhalten verstehen und nimmt es nicht als persönlichen Angriff auf.

3.4 Führungsaufgaben

Auf die Aufgaben der Führungskräfte zu Erkennung und Einleitung der Gegenmaßnahmen feindseligen Verhaltens möchte ich in dieser Arbeit nur kurz eingehen, da der Schwerpunkt auf dem Lernenden und der Praxisanleitung liegen soll.

Da die horizontale Feindseligkeit sich meist schleichend entwickelt und die finanziellen Auswirkungen zeitverzögert auftreten, ist es wichtig, das Problem frühzeitig zu erkennen. Aufgabe der Führungskräfte ist es, Anzeichen für horizontale Feinseligkeiten unter Pflegenden zu erkennen. Dazu gehören u.a.

- niedrige Arbeitszufriedenheit
- hohe Fluktuationsrate
- rivalisierende Einheiten oder Schichten
- Cliquenbildung
- unkollegiale Beschwerden
- häufige Fehlzeiten
- Verhaltensauffälligkeiten   (vgl. Bartholomew, 2009, S. 110-113).

Auch die Erfassung der horizontalen Gewalt auf Station ist eine Führungsaufgabe. Bartholomew (2009, S. 115-117) gibt Musterfragebögen vor, die darauf abzielen Anzeichen zu erkennen, bzw. direkt zu den Erfahrungen mit diesem Thema befragen. Diese befinden sich im Anhang Nr. 3 und 4.

„Führungskräfte in der Pflege müssen

- die Tendenz zu Nörgeleien und Klatsch sowie das Klima der Schuldzuweisungen abbauen, indem sie jeder Äußerung, die unangemessen, respektlos oder nicht an direkt betroffene Personen gerichtet ist, mit einer Null-Toleranz-Haltung begegnen, und gleichzeitig
- ein Klima der Sicherheit und ein angemessenes Kommunikationsverhalten aufbauen, indem sie als Vorbild wirken und bei jeder sich bietenden Gelegenheit kommunikative Kompetenz vermitteln" (Bartholomew, 2009, S. 132).

Quellen

- Bartholomew, K (2009) <u>Feindseligkeiten unter Pflegenden beenden. Wie sich das Pflegepersonal gegenseitig das Leben schwer macht und den Nachwuchs vergrault – Analysen und Lösungen</u> Bern: Hans Huber

- Kirkamm R, Lennerz A, Mayer J, <u>Ganzimmun: Stresshormone und Neurotransmitter</u>

- Mayer, M, Baader, K, Engel, S et al (2011) <u>Pflege lernen Handbuch Praxisanleitung</u> Braunschweig: Westermann

- SauterD, Abderhalden C, Needham I, Wolff S (Hrsg) (2004) <u>Lehrbuch Psychiatrische Pflege</u> Bern: Huber

- Schulze-Kruschke C, Paschko F (2011) <u>Praxisanleitung in der Pflegeausbildung für die Aus-, Fort- und Weiterbildung</u> Berlin: Cornelsen

- Spitzer, M (2006) <u>Lernen Gehirnforschung und die Schule des Lebens</u> Heidelberg: Spektrum

- Spitzer, M (2014) <u>Rotkäppchen und der Stress (Ent-)Spannendes aus der Gehirnforschung</u> Stuttgart: Schattauer

- Springer Gabler Verlag (2014) http://wirtschaftslexikon.gabler.de/Archiv/85222/lernen-v7.html, Zugriff am 12.11.2014

Anhang

Informationsblatt zum Thema Feindseligkeit unter Pflegekräften

Feindseligkeit unter Pflegekräften – Was ist das?

Feindseligkeit unter Pflegekräften, auch bekannt als horizontale Gewalt oder Schikane am Arbeitsplatz, stellt ein ernsthaftes Problem in der Pflege dar, das erkannt und beseitigt werden muss.

Der Begriff horizontale Gewalt bezieht sich auf aggressives Verhalten unter Beschäftigten auf gleicher Befugnisebene, z.B. Pflegekräften untereinander.

Es handelt sich dabei um ein anhaltendes Verhaltensmuster, das einen Kollegen kontrollieren, herabwürdigen oder abwerten soll und einer Gefahr für die Gesundheit und/oder Sicherheit darstellt. Horizontale Feinseligkeit kann sich physisch oder verbal äußern. Jede Art von schlechter Behandlung, ob in Worte gefasst oder nicht, durch die sich jemand persönlich oder fachlich angegriffen, abgewertet oder erniedrigt fühlt gehört dazu. Wichtig ist auch, dass es bei einem solchen Verhalten darauf ankommt, wie es beim Adressaten ankommt, nicht wie es gemeint ist.

Feindseligkeit kann sich verbal oder nonverbal äußern.

Verbal:

beleidigende Bemerkungen, Kritik, Stichelei, abqualifizierende Bemerkungen, anschreien, hinter dessen Rücken über jemanden reden, beschimpfen, einschüchtern, Kollegen Informationen vorenthalten.

Nonverbal:

sich abwenden, die Augenbrauen hochziehen, Hilfe verweigern, Kollegen ignorieren oder den Weg versperren, Einschüchterungen durch Gesten, schlagen

Auswirkungen von feindseligem Verhalten

Bei den Opfern lassen sich verschiedene Auswirkungen feststellen:

emotional:

–   Ärger, Reizbarkeit

–   niedriges Selbstwertgefühl, Selbstzweifel

–   Motivationsmangel, Versagensängste

sozial:

–   angespannte Beziehungen und Partnern und Freunden

–   geringe interpersonale Unterstützung, Mangel an emotionaler Unterstützung

psychisch:

- Depressionen
- posttraumatische Belastungsstörung
- Burnout
- Alkohol- und Drogenmissbrauch
- exzessive Nahrungszufuhr

körperlich:

- gestörte Immunantwort, herabgesetzte Widerstandsfähigkeit gegen Infektionen
- Herzrhythmusstörungen

Diese Verhaltensweisen beeinträchtigen auch die gesamte Arbeitsatmosphäre, beeinträchtigen die Teamarbeit, die Sicherheit der Patienten und die Qualität der Versorgung. Körperliche Erkrankungen als Folge der horizontalen Feindseligkeit bewirken vermehrte Fehlzeiten, diese wirken sich wieder auf das restliche Team aus. Auch eine hohe Fluktuation von Personal kann dadurch verursacht werden.

<u>Was können Sie gegen Feindseligkeiten unternehmen?</u>

Es ist wichtig, sich über dieses Thema zu informieren und im Alltag dafür sensibel zu sein. Wichtig ist, dass Sie sich gegen jede Form horizontaler Gewalt zur Wehr setzen. Wie dies gelingen kann, können Sie in geeigneten Schulungen lernen.

(Anmerkung: An dieser Stelle sollte geklärt werden, welche Möglichkeiten es gibt, Strategien im Umgang mit feindseligem Verhalten zu erlernen, z.B. durch eine interne Schulung, und dass diese Möglichkeiten dann in dieses Infoblatt aufgenommen werden.)

Reaktionen auf feindseliges Verhalten

Feindseligkeit	Reaktion darauf
Nonverbale Anspielungen (Augenbrauen heben, Gesicht verziehen)	Ich glaube (Ich sehe Ihrem Gesicht an), dass Sie mir etwas sagen wollen. Sie können mich ruhig direkt ansprechen.
Verbale Angriffe (abfällige Bemerkungen, Unaufrichtigkeit, schroffe Reaktionen – verdeckt oder offen)	Ich lerne am meisten von Menschen, die mir klare Anweisungen geben. Könnten wir diese Situation nicht so gestalten?
Aktivitäten behindern (sich abwenden, nicht erreichbar sein)	Wenn etwas geschieht, das von dem abweicht, was ich dachte oder mir vorgestellt habe, dann frage ich mich warum. Helfen Sie mir zu verstehen, wie es zu dieser Situation gekommen ist.
Informationen zurückhalten (über die Arbeit oder über Patienten)	Soviel ich weiß, gab (gibt) es mehr Informationen über die Situation, und ich glaube, wenn ich mehr weiß, kann ich mehr daraus lernen.
Interne Auseinandersetzungen (Streitigkeiten unter Kollegen).	Dies ist weder der richtige Ort noch der richtige Zeitpunkt. Hören Sie bitte auf! (Gehen Sie weg oder suchen Sie einen neutralen Ort auf).
Jemanden zum Sündenbock machen (alles, was falsch läuft, wird einer Person angelastet)	Ich glaube nicht, dass uns das weiterhilft!
Hinterhältiges Verhalten (sich bei anderen über eine Person beklagen, aber nicht direkt mit ihr sprechen)	Ich finde es nicht richtig, über sie/ihn zu sprechen, wenn ich nicht dabei war oder die Fakten nicht kenne. Haben Sie schon mit ihr/ihm selbst gesprochen?
Sabotage (absichtlich eine prekäre Situation herbeiführen)	Hinter dieser Situation steckt mehr. Könnten wir uns nicht irgendwo privat treffen und darüber reden, was passiert ist?
Missachtung der Privatsphäre	Ich spreche ohne sein/ihr Einverständnis nicht gerne darüber. Ich habe das rein zufällig gehört und möchte nicht weiter darüber sprechen.
Vertrauliche Dinge weitergeben.	War das nicht vertraulich? Das klingt nach Informationen, die vertraulich behandelt werden sollten. Er/sie hat mich gebeten, die Angelegenheit vertraulich zu behandeln.

Fragebogen Stimmungsbild

1 = stimmt absolut   2 = stimmt   3 = weiß nicht   4 = stimmt nicht   5 = stimmt absolut nicht

Ich werde von meinen Kollegen respektiert.   1 2 3 4 5

Ich fühle mich von meinen Kollegen unterstützt.   1 2 3 4 5

Im Team kann ich meine Meinung frei äußern.   1 2 3 4 5

Wenn ich ein Problem mit einem Teammitglied habe,
kann ich die Person unbesorgt direkt ansprechen.   1 2 3 4 5

Meine Kollegen respektieren meine Meinung.   1 2 3 4 5

Ich habe eine gute Arbeitsbeziehung zu allen
Teammitgliedern.   1 2 3 4 5

Im letzten Monat habe ich mich niemals an Gesprächen
über abwesende Teammitglieder beteiligt.   1 2 3 4 5

Am besten gefällt mir in diesem Team, dass

Ich wünsche mir von der Gruppe mehr

23

Fragebogen zum Thema horizontale Feinseligkeiten

Bitte beantworten Sie die folgenden Fragen.

Dabei bedeutet   **1 =gering**
2 = mittelmäßig
3 = hoch

Mein Selbstwertgefühl ist normalerweise: 1 2 3

Mein Selbstbehauptungsvermögen ist normalerweise: 1 2 3

Meine pflegerische Kompetenz halte ich für: 1 2 3

Die Kontrolle, die ich in meiner derzeitigen Position
über meine pflegerische Arbeit habe, ist   1 2 3

Bitte kreisen Sie Ihre Antwort ein.

Waren Sie in Ihrer beruflichen Laufbahn als Pflegekraft jemals verbalen Übergriffen
ausgesetzt?

Ja   Nein

Wie schätzen Sie Ihren Umgang mit solchen Situationen ein?

Schlecht   Einigermaßen   Gut   Sehr gut

Welche der folgenden Möglichkeiten beschreibt am besten Ihre Gefühle nach einem
verbalen Übergriff? Kreisen Sie alle zutreffenden Möglichkeiten ein.

wütend   durcheinander   entschlossen, das Problem zu lösen   ängstlich   peinlich berührt

schikaniert   feindselig   machtlos   sonstiges:

Ereignete sich der verbale Übergriff während oder unmittelbar nach einer Situation, die für
Sie oder den Täter mit großem Stress verbunden war?

Ja   Nein

Wie vielen verbalen Übergriffen waren Sie etwa im Verlauf eines Monats ausgesetzt?

0-5   6-10   11-15   16-20   mehr als 20

Haben Sie schon einmal an einem Selbstbehauptungstraining teilgenommen?

Ja   Nein   Wenn ja, wann _____

Glauben Sie angesichts Ihrer Erfahrungen mit verbalen Übergriffen, dass

der Zwischenfall Ihre Arbeitszufriedenheit beeinträchtigt hat?

Ja   Nein   Kommentar

---

der Zwischenfall Ihre Arbeitsleistung zeitweilig verringert hat?

Ja   Nein   Kommentar

---

solche Zwischenfälle die Zahl der Fehler ansteigen lassen?

Ja   Nein   Kommentar

---

der Zwischenfall dazu geführt hat, dass Ihre Kollegen zeitweilig mehr arbeiten mussten?

Ja   Nein   Kommentar

---

der Zwischenfall die Qualität Ihrer Arbeit zeitweilig beeinflusst hat?

Ja   Nein   Kommentar
